Schlanke Sirtfood Rezepte

Das große Kochbuch zur Sirtuin Diät. Endlich abnehmen wie die Stars: Bis zu 3 kg pro Woche - mit Schokolade und Rotwein!

Ulrike Hochkamp

Dieses Buch einschließlich aller Inhalte ist urheberrechtlich geschützt. Alle Rechte vorbehalten. Der Nachdruck, auch auszugsweise, in irgendeiner Form, sowie die Verbreitung, gesamt oder auszugsweise, ist ohne ausdrückliche schriftliche Genehmigung untersagt. Alle Übersetzungsrechte vorbehalten. Alle Inhalte wurden unter größter Sorgfalt erarbeitet. Der Verlag und der Autor übernehmen jedoch keine Gewähr für die Aktualität, Korrektheit, Vollständigkeit und Qualität der bereitgestellten Informationen.

Inhaltsverzeichnis

Was ist die Sirtfood-Diät?..1

Wie wird die Sirtfood-Diät durchgeführt?...2

Welche Lebensmittel sind reich an Sirtuinen?..3

Die wichtigsten Verhaltensregeln einer Diät..3

Frühstück...5

    Bananen-Spinat-Smoothie..5

    Ananas-Kokos-Smoothie 5

    Erdbeer-Bananen-Smoothie...6

    Kiwi-Smoothie mit Spinat 6

    Beeren-Smoothie..7

    Früchte-Müsli 7

    Heidelbeer-Chiapudding...8

    Süßer Quinoa 8

    Kernige Smoothi-Bowl..9

    Schokoladen-Smoothie...9

    Himbeer-Haselnuss-Joghurt 10

    Grüner Smoothie 10

    Kirsch-Mandel-Smoothie..11

    Möhren-Sellerie-Smoothie 11

    Erdbeer-Apfel-Smoothie...12

    Beeren-Salat-Smoothie 12

    Apfel-Salat-Smoothie..13

    Birnen-Spinat-Smoothie 13

    Brokkoli-Chia-Smoothie..14

    Buchweizen-Müsli 14

Suppen und Salate 15

- Avocado-Salat mit Lachs 15
- Linsensuppe 16
- Süßkartoffelsalat 17
- Rotkohl-Paprika-Salat 18
- Brokkolisuppe 19
- Apfel-Möhren-Salat 20
- Birnen-Sellerie-Salat 21
- Kresse-Salat 22
- Gemüse-Nudel-Suppe mit Tofu 23
- Bohneneintopf 24
- Salat mit Hähnchenbruststreifen 25
- Apfel-Sellerie-Salat 26
- Amaranth-Himbeer-Salat 27
- Süßes Buchweizen-Taboule 28

Hauptmahlzeit 29

- Würzige Hähnchenbrust mit Grünkohl 29
- Wokpfanne 30
- Orientalisches Chili 31
- Tofu-Gemüse-Pfanne mit Hirse 32
- Wokgemüse mit Tofu 33
- Gebackener Tofu mit Brokkoli 34
- Gebackene Süßkartoffeln mit Gemüse und Quinoa 35
- Backkartoffeln mit Gemüse 36
- Vegane Pita 37
- Pita mit Fleisch 37
- Thunfisch mit Walnusspesto 38
- Marinierte Hähnchenbrust 39
- Hackbällchen-Spieße 40

- Rindfleischspieße 41
- Pellkartoffeln mit Hähnchenbrust und Quark 42
- Gefüllte Auberginen 42
- Gefüllte Paprika 43
- Rinderfilet mit Wirsing 44
- Kohlrabi-Möhren-Pommes mit Rumpsteak 44
- Buchweizen mit Tofu und Gemüse 45
- Garnelen mit Wokgemüse 46
- Buchweizen mit Linsencurry 47
- Putenschnitzel mit Blumenkohl 48
- Auberginen-Wedges mit Pesto 49
- Gemüse-Nudel-Pfanne 50

Snacks und Dips 51

- Energiekugeln 51
- Dip aus Limabohnen 51
- Gefüllte Datteln 52
- Hummus 52
- Schokoladenspieße 53
- Dattel-Balls 53
- Bacon-Omelette 54
- Bean-Balls 54
- Gefüllte Tomaten 55
- Feigen-Riegel 56
- Erdnuss-Riegel 57
- Kiwi-Drink 58
- Himbeer-Ananas-Drink 58
- Mandarinen-Joghurt 59
- Süßer Rotkohl-Drink 59

Nachspeisen 60

    Himbeerjoghurt mit Nüssen 60

    Orangenjoghurt 60

    Obstquark mit Crunch 61

    Melonenquark 61

Was ist die Sirtfood-Diät?

Mit ziemlicher Sicherheit haben Sie schon einmal von der Sirtfood-Diät gehört. Dank dieser Diät haben nicht nur schon einige Stars die Pfunde purzeln lassen, nein, auch Sie können es schaffen, in kurzer Zeit Ihr Wunschgewicht zu erreichen. Dabei ist es nicht nötig Kalorien zu zählen, es kommt vielmehr darauf an, die Lebensmittel zu sich zu nehmen, die das Fettverbrennungsenzym im Körper anregen, welches dann für die Abnahme zuständig ist.

Die Erfinder dieser Diät, Aidan Goggins und Glen Metten, haben herausgefunden, dass bestimmte Substanzen die im Körper befindliche Sirtuine anregen, genauso, wie es beim Fasten geschieht. Dabei soll die Sirtfood-Diät weniger mit Verzicht, sondern vielmehr mit Genuss zum Erfolg führen.

Die Sirtfood-Diät keine Crash-Diät, obwohl man damit schnell abnehmen kann. Crash-Diäten führen nach kurzer Zeit zum Jo-Jo-Effekt. Die Sirtfood-Diät soll das Gegenteil bewirken. Sie zielt darauf ab, langfristig abzunehmen und das Gewicht zu halten.

Hält man sich an die Umsetzung, sind Abnahmen von 3 kg innerhalb von einer Woche keine Seltenheit. Allerdings ist die eigene Abnahme sehr stark vom Stoffwechsel abhängig. Seien Sie also nicht enttäuscht, wenn es bei Ihnen nur 1-2 kg sind. Jede Abnahme ist ein Erfolg. Dabei sind Sirtuine nicht nur für die Abnahme im Körper zuständig, sie helfen zum Beispiel beim Muskelaufbau und unterstützen das Immunsystem. Auch bei Stress können Sirtuine eingesetzt werden.

Eine Sirtfood-Diät ist nicht nur gut zur Abnahme geeignet, sondern auch für die Gesundheit. Sirtuinhaltige Lebensmittel enthalten viele Vitamine und Mineralien. Sie fühlen sich fitter und gesünder.

Wie wird die Sirtfood-Diät durchgeführt?

Die Sirtfood-Diät wird in 3-Phasen aufgeteilt. In der ersten Phase, die man auch als Fastenphase bezeichnen kann, nimmt man maximal 1000 Kalorien am Tag zu sich: Eine Hauptmahlzeit und drei grüne Smoothies. Hierdurch wird der körpereigene Selbstreinigungsprozess angekurbelt und der Stoffwechsel angeregt. Die erste Phase dauert 3 Tage. Da diese Phase dem Fasten ähnelt, sollten Sie es mit dem Sport nicht übertreiben. Sollten Sie in dieser Phase außerhalb der Mahlzeiten Hunger verspüren, versuchen Sie sich abzulenken. Ihr Körper stellt sich um und schon bald werden Sie sich daran gewöhnt haben.

In der zweiten Phase erhöhen Sie die Zufuhr der Kalorien auf 1500. Hier soll die Fettverbrennung in Schwung gebracht und der Energieumsatz erhöht werden. Erlaubt sind zwei Hauptmahlzeiten und zwei Smoothies. In dieser Phase werden Sie bemerken, dass bereits nach kurzer Zeit die ersten Pfunde purzeln. In dieser Phase bleiben Sie so lange, bis Sie das Gewicht erreicht haben, das Sie erreichen möchten.

Die dritte Phase dient dann der Stabilisierung bzgl. Erhaltung des Gewichtes. 1800 Kalorien am Tag sind erlaubt, genau wie drei Hauptmahlzeiten. Diese Phase sollte mindestens eine Woche durchgezogen werden. Neben den Sirtfoods sollten Sie auch Eiweißquellen und essentielle Fette in Ihre Ernährung einbauen.

Welche Lebensmittel sind reich an Sirtuinen?

Wenn man eine Sirtfood-Diät durchführt, ist es natürlich wichtig zu wissen, welche Lebensmittel überhaupt Siruine enthalten, damit man dann auch zu den Richtigen greifen kann. Im Folgenden finden Sie eine kleine Auswahl an Lebensmitteln, die Sirtuine enthalten und so Ihren Stoffwechsel in Gang bringen. Ernähren Sie sich hauptsächlich von diesen, dann werden Sie Ihrem Traumgewicht schnell näherkommen. Dabei müssen Sie noch nicht mal auf Schokolade verzichten.

- Zwiebeln
- Rotwein
- Kaffee
- Rucola
- Grüner Tee
- Chili
- Walnüsse
- Dunkle Schokolade, mindestens 85%
- Olivenöl
- Äpfel
- Erdnüsse
- Knoblauch
- grünes Gemüse
- Weintrauben
- Sojabohnen
- Zitrusfrüchte
- Auberginen
- Beeren
- Petersilie
- Tomaten
- Kurkuma

Die wichtigsten Verhaltensregeln einer Diät

Sie sehen, bei einer Sirtfood-Diät müssen Sie sich nicht sonderlich einschränken. Sie müssen keine ausgefallenen Lebensmittel zu sich nehmen – Sie finden alle Lebensmittel in jedem Supermarkt. Allerdings sollten Sie ein paar Dinge beachten, die bei jeder Diät wichtig sind:

- **Nur nichts überstürzen!** Gehen Sie es langsam an und setzen Sie sich keine unerreichbaren Ziele - das wird Sie nur scheitern lassen. Lieber kleine Schritte, dann fühlen Sie sich super, wenn Sie sie erreicht haben und sind gestärkt zum Weitermachen. Wenn man zu viel auf einmal möchte, kann man ganz leicht in die Jo-Jo-Falle geraten.
- **Wasser trinken!** Wasser trinken ist immer wichtig. 2 Liter pro Tag sollten es schon sein. Sie möchten etwas Geschmack haben, dann geben Sie ein paar Orangen- oder Zitronenscheiben in das Wasser. Auch ungesüßter Tee ist erlaubt. Softdrinks sollten Sie während der Diät allerdings meiden.
- **Beschäftigung!** Sich zu beschäftigen lenkt einen ab, wenn man mal Hunger verspürt. Lesen Sie ein Buch oder machen Sie einen Spaziergang. Sie werden sehen, der Hunger ist schnell vergessen.
- **Bewegung!** Auch während der Diät sollten Sie auf genug Bewegung achten. Leichter Sport hilft Ihnen dabei schneller abzunehmen und Muskeln aufzubauen.
- **Ihre Erfolge schwarz auf weiß!** Schreiben Sie Ihre Erfolge auf. Jede Abnahme, jeder cm an Umfang, den Sie verloren haben, ist wichtig. Damit Sie diese Erfolge nicht vergessen, wenn es mal schwieriger wird, schreiben Sie diese auf!
- **Belohnung!** Sich ab und zu einmal etwas zu gönnen ist bei einer Diät enorm wichtig. Verzichten Sie nur, dann wird Ihnen das zum Verhängnis werden. Sie bekommen Heißhunger und schlagen dann richtig zu. Sie wissen ja, Schokolade ist erlaubt. Aber es muss nicht immer Essen als Belohnung sein. Wie wäre es mit neuen Klamotten? Einem Besuch im Kino oder einer Massage?

Im Folgenden finden Sie eine Auswahl an Rezepten, die Ihnen den Einstieg in die Sirtfood-Diät erleichtern werden. Sie werden sehen, es ist gar nicht so schwer. Halten Sie durch und Sie werden belohnt werden!

Frühstück

Bananen-Spinat-Smoothie

Zutaten für 1 Portion:
- 100 g Babyspinat
- 2 Bananen
- 100 ml Kokoswasser

Zubereitung:
1. Als erstes die Bananen schälen und grob zerkleinern. Den Spinat waschen und zusammen mit den Bananen in den Mixer geben.
2. Anschließend das Kokoswasser hineinfüllen und alles für 2-3 Minuten pürieren.
3. Den Smoothie in ein Glas füllen und genießen.

Ananas-Kokos-Smoothie

Zutaten für 1 Portion:
- 1 Handvoll Spinat
- 200 g Ananas
- 10 g Chiasamen
- 200 ml Kokoswasser
- 100 g Kokosnussfleisch

Zubereitung:
1. Zunächst den Spinat putzen. Die Ananas schälen und kleinscheiden. Die holzigen Stückchen entfernen.
2. Im Anschluss alle Zutaten zusammen in den Mixer geben und für 3 Minuten fein pürieren.
3. Den fertigen Smoothie in ein Glas füllen und zum Frühstück genießen.

Erdbeer-Bananen-Smoothie

Zutaten für 1 Portion:
- 1 Banane
- 100 g Erdbeeren
- 400 ml Kokoswasser
- 100 g Baby-Spinat
- 10 g Leinsamen
- 3 Datteln

Zubereitung:
1. Die Banane als erstes schälen und grob zerkleinern. Die Erdbeeren waschen und das Grün entfernen und halbieren. Den Spinat putzen. Die Datteln ebenfalls grob zerkleinern.
2. Alles zusammen in den Mixer geben und für ca. 3 Minuten fein pürieren.
3. Der Smoothie schmeckt auch im Sommer mit ein paar Eiswürfeln, genauso wie alle anderen Smoothies. Sollte einmal etwas Smoothie übrigbleiben, diesen in den Kühlschrank stellen und innerhalb von 2 Tagen aufbrauchen.

Kiwi-Smoothie mit Spinat

Zutaten für 1 Portion:
- 4 Kiwis
- 2 Äpfel
- 100 g Baby-Spinat
- 500 ml Wasser
- 4 Blatt Salbei
- 1 kleines Stück Ingwer

Zubereitung:
1. Zunächst die Kiwis schälen und grob zerkleinern. Den Spinat putzen.
2. Nun alles zusammen mit den restlichen Zutaten in den Mixer geben und für 3 Minuten pürieren.
3. Den fertigen Smoothie in ein Glas füllen.

Beeren-Smoothie

Zutaten für 1 Portion:
- 40 g Heidelbeeren
- 20 g Himbeeren
- 20 g Brombeeren
- 1 EL Matchapulver
- 100 g Baby-Spinat
- eine Handvoll Erdbeeren
- 375 ml Kokoswasser

Zubereitung:
1. Die Beeren gründlich unter fließendem Wasser waschen. Den Spinat putzen.
2. Anschließend alle Zutaten in einen Mixer geben und so lange pürieren, bis er fein püriert ist.
3. Den Smoothie in ein Glas füllen und genießen. Er gibt einem morgens einen Frische Kick.

Früchte-Müsli

Zutaten für 1 Portion:
- 150 g Erdbeeren
- 125 g Joghurt
- 125 g Himbeeren
- 60 g Hirse
- 2 Birnen
- 25 g Kakao
- 25 g Kokosnussflocken
- etwas Honig

Zubereitung:
1. Die Beeren zunächst waschen, von den Erdbeeren das Grün entfernen. Anschließend halbieren. Die Birnen waschen, entkernen und in Spalten schneiden.
2. Danach Hirse, Kokosflocken und Joghurt in eine Schüssel geben und vermengen. Mit etwas Honig süßen.
3. Das Müsli mit den Beeren und den Birnenspalten garnieren und mit dem Kakao bestäuben.

Heidelbeer-Chiapudding

Zutaten für 4 Portionen:
- 400 ml Mandeldrink
- 250 g Heidelbeeren
- 30 g Chiasamen
- 1 Banane
- ½ Vanilleschote
- 1 EL Ahornsirup
- 25 g Kokosnussflocken
- 1 Prise Kardamom, gemahlen

Zubereitung:
1. Zuerst das Mark der Vanilleschote mit einem Messer herauskratzen und zusammen mit dem Mandeldrink, den Chiasamen und dem Kardamom vermengen. Für 20 Minuten quellen lassen.
2. Den Pudding im Anschluss auf vier Gläser aufteilen und für 12 Stunden im Kühlschrank lagern.
3. Anschließend die Heidelbeeren waschen und trocknen. Die Banane schälen und in Scheiben schneiden.
4. Zum Schluss Heidelbeeren, Bananen und Ahornsirup in die Gläser geben und genießen.

Süßer Quinoa

Zutaten für 2 Portionen:
- 100 g Quinoa
- 20 g Heidelbeeren
- 50 g Erdbeeren
- 2 EL Sonnenblumenkerne
- 300 ml Sojamilch
- Honig

Zubereitung:
1. Zuerst das Quinoa gründlich abspülen. Die Milch in einen Topf füllen und zum Kochen bringen. Quinoa hinzugeben und bei niedriger Wärmezufuhr für ca. 15 Minuten köcheln lassen.
2. Währenddessen Heidel- und Erdbeeren waschen. Von den Erdbeeren das Grün entfernen und diese in Scheiben schneiden.
3. Das fertige Quinoa von der Kochstelle nehmen und für weiter 5 Minuten quellen lassen.
4. Zum Schluss Quinoa in Schälchen füllen und mit dem Obst garnieren. Mit dem Honig nach Geschmack süßen.

Kernige Smoothi-Bowl

Zutaten für 4 Portionen:
- 600 g Beeren nach Wahl
- 200 ml Mandeldrink
- 300 g Bananen
- 600 g Sojajoghurt
- 30 g Acai Pulver
- 30 g Sonnenblumenkerne
- 30 g Mandelkerne, gehobelt
- 30 g Kürbiskerne
- 30 g Sesam, hell

Zubereitung:
1. Ein schnell zuzubereitendes Frühstück. Die Beeren waschen, gegebenenfalls Strunk entfernen. Einige Beeren zur Seite stellen. Die Bananen schälen und in Scheiben schneiden.
2. Den Joghurt in einen Mixer geben und mit Mandeldrink, Beeren, Bananen und Acai-Pulver pürieren.
3. Nun den Sesam, die Kürbiskerne, Mandeln und Sonnenblumenkerne in einer beschichteten Pfanne anrösten.
4. Die Smoothie-Bowl in einem Schälchen anrichten, mit den Kernen bestreuen und mit den restlichen Beeren garnieren.

Schokoladen-Smoothie

Zutaten für 1 Portion:
- 150 g Sojajoghurt
- 150 g Mandeln, gehackt
- 300 ml Reismilch
- 30 g Schokolade
- 15 g Erdbeeren
- 5 Minze-Blätter
- 4 Kirschen
- 2 Datteln
- 1 TL Kreuzkümmel

Zubereitung:
1. Als erstes die Erdbeeren vom Grün befreien und grob zerkleinern. Die Kirschen entkernen. Die Datteln ebenfalls grob zerkleinern. Die Schokolade zerteilen.
2. Nun alle Zutaten, bis auf die Minze in einen Mixer geben und pürieren.
3. Den Smoothie in ein Glas füllen und mit der Minze garnieren.

Himbeer-Haselnuss-Joghurt

Zutaten für 1 Portion:
- 200 g Himbeeren
- 50 g Haselnüsse, gehackt
- 180 g Joghurt
- 45 g Schokolade
- 5 Minze-Blätter

Zubereitung:
1. Zunächst die Himbeeren waschen und die Schokolade fein raspeln.
2. Anschließend den Joghurt in eine Schüssel füllen. Himbeeren und Haselnüsse hinzugeben und alles gut vermengen. Mit der Schokolade bestreuen.
3. Zum Schluss noch die gesäuberten Minze-Blätter als Garnitur auflegen.

Grüner Smoothie

Zutaten für 1 Portion:
- 150 g Grünkohl
- 2 Stangen Sellerie
- 75 g Rucola
- 1 Apfel, grün
- Saft einer halben Zitrone
- ½ Handvoll Liebstöckel
- ½ Handvoll Petersilie
- ½ TL Matcha Pulver

Zubereitung:
1. Zuerst Grünkohl, Petersilie, Rucola und Liebstöckel putzen und in den Entsafter geben. Dort alles gut auspressen.
2. Im Anschluss den Sellerie waschen und kleinschneiden. Den Apfel waschen, entkernen und ebenfalls zerkleinern. Beides ebenfalls in den Entsafter geben und auspressen.
3. Nun etwas von dem Zitronensaft in ein Glas füllen und das Matcha Pulver darin auflösen. Mit dem restlichen Zitronensaft und dem Saft der anderen Zutaten auffüllen.

Kirsch-Mandel-Smoothie

Zutaten für 1 Portion:
- 20 g Kirschen
- 30 g Mandeln
- 60 g Erdbeeren
- 1 Dattel
- 20 g Schokolade
- 150 ml Reismilch
- 100 g Sojajoghurt
- 3 Minze-Blätter

Zubereitung:
1. Als erstes die Kirschen und die Dattel entsteinen. Die Schokolade und die Mandeln hacken und die Erdbeeren waschen, das Grün entfernen und halbieren.
2. Im Anschluss Kirschen, Dattel, Erdbeeren, Schokolade und Mandeln zusammen mit den restlichen Zutaten in einen Mixer geben und fein pürieren.

Möhren-Sellerie-Smoothie

Zutaten für 1 Portion:
- 1 Möhre
- 1 Stange Sellerie
- 100 g Rucola
- 150 g Grünkohl
- 40 g Petersilie
- 3 Blätter Minze
- 100 ml Orangensaft, frisch
- Etwas Limettensaft

Zubereitung:
1. Zunächst die Möhre schälen und zerkleinern. Den Sellerie putzen und ebenfalls kleinschneiden. Den Rucola, die Petersilie und den Grünkohl unter fließendem Wasser gründlich abspülen und abtrocknen.
2. Nun alles zusammen in einen Mixer geben. Mit dem Orangensaft auffüllen und alles fein pürieren.
3. Den Smoothie mit dem Limettensaft abschmecken und in ein Glas füllen. Zum Schluss mit den geputzten Minze-Blättern garnieren.

Erdbeer-Apfel-Smoothie

Zutaten für 1 Portion:
- 250 g Erdbeeren
- 1 Apfel
- 2 Schwarzkohlblätter
- 2 Salbeiblätter
- 1 Stück Ingwer
- ½ Zitrone
- etwas Wasser
- 2 Blätter Minze

Zubereitung:
1. Als erstes die Erdbeere waschen, das Grün entfernen und kleinschneiden.
2. Danach den Apfel waschen, entkernen und grob zerkleinern.
3. Die Blätter des Schwarzkohls mit dem Wasser in einen Mixer geben und zu einem Mus verarbeiten.
4. Nun die restlichen Zutaten zu dem Mus in den Mixer geben und alles fein pürieren.
5. Den Smoothie in ein Glas füllen und mit den Minze-Blättern garnieren.

Beeren-Salat-Smoothie

Zutaten für 1 Portion:
- 150 g Himbeeren
- 120 g Erdbeeren
- 150 ml Wasser
- 4 Kopfsalatblätter

Zubereitung:
1. Als erstes die Erdbeere waschen, das Grün entfernen und kleinschneiden.
2. Im Anschluss Himbeeren und Salat wachen, grob zerkleinern und zusammen mit den Erdbeeren und dem Wasser in einen Mixer geben. Gut pürieren und den fertigen Smoothie in ein Glas füllen.

Apfel-Salat-Smoothie

Zutaten für 1 Portion:
- 1 Apfel
- 1 Handvoll Romanasalat
- ½ Gurke
- 1 Handvoll Feldsalat
- 150 ml Wasser
- Saft einer halben Zitrone

Zubereitung:
1. Den Apfel waschen, entkernen und grob zerkleinern. Die Gurke waschen und ebenfalls kleinscheiden.
2. Anschließend die beiden Salate gründlich putzen und zusammen mit den restlichen Zutaten in den Mixer geben und pürieren.

Birnen-Spinat-Smoothie

Zutaten für 1 Portion:
- 1 Apfel
- 1 Birne
- 1 Handvoll Spinat
- 3 Handvoll Feldsalat
- 2 TL Salz
- 1 kleines Stück Ingwer
- Wasser nach Belieben

Zubereitung:
1. Den Apfel und die Birne schälen, entkernen und grob zerkleinern. Den Ingwer ebenfalls schälen und kleinschneiden. Spinat und Feldsalat gründlich putzen.
2. Alles zusammen in den Mixer geben, mit Wasser auffüllen und mit Salz würzen. Den Smoothie cremig pürieren.

Brokkoli-Chia-Smoothie

Zutaten für 1 Portion:
- 100 g Brokkoli
- 100 g Römersalat
- 50 g Grünkohl
- 1 Stange Sellerie
- 1 TL Chiasamen
- 100 ml Wasser

Zubereitung:
1. Zunächst alles, bis auf die Chiasamen waschen und grob zerkleinern.
2. Im Anschluss zusammen mit dem Wasser und den Chiasamen in den Mixer geben und fein pürieren.
3. Den fertigen Smoothie in ein Glas füllen und genießen.

Buchweizen-Müsli

Zutaten für 1 Portion:
- 120 g Naturjoghurt
- 25 g Buchweizen-Flakes
- 15 g Kokosflocken
- 10 g Buchweizen, gepufft
- 35 g Datteln
- 120 g Erdbeeren
- 10 g Kakao Nibs

Zubereitung:
1. Zuerst die Datteln entkernen und zerkleinern. Die Erdbeeren waschen, das Grün entfernen und halbieren.
2. Anschließend den Joghurt in eine Schüssel geben, mit Buchweizen-Flakes und gepufftem Buchweizen, Kokosflocken und Kakao Nibs vermengen und Datteln und Erdbeeren hinzugeben.

Suppen und Salate

Avocado-Salat mit Lachs

Zutaten für 1 Portion:
- 50 g Avocado
- 50 g Rucola
- 40 g Lachs
- 30 g Stangensellerie
- 20 g Walnüsse
- 15 g Zwiebeln, rot
- 10 g Petersilie
- 10 g Sellerieblätter
- 1 Dattel
- 1 EL Kapern
- 1 EL Olivenöl
- Saft einer Limette
- Salz und Pfeffer

Zubereitung:
1. Zunächst den Rucola putzen und in eine Schüssel geben. Die Avocado halbieren, den Stein entfernen und das Fruchtfleisch mit einem Löffel herauslösen. Das Fruchtfleisch in Scheiben schneiden und zum Salat geben.
2. Anschließend den Sellerie waschen und in Rauten schneiden. Die Zwiebel schälen, halbieren und in Ringe schneiden. Die Petersilie putzen und hacken. Alles zusammen mit den Kapern ebenfalls in die Salatschüssel geben.
3. Nun noch die Walnüsse und die Datteln grob hacken und über den Salat streuen.
4. Den Lachs kleinschneiden und entweder kurz in der Pfanne brate oder roh zum Salat geben.
5. Zum Schluss den Salat mit Limettensaft, Olivenöl, Salz und Pfeffer abschmecken.

Linsensuppe

Zutaten für 1 Portion:
- 180 ml Gemüsebrühe
- 80 g Tofu
- 70 g Joghurt, fettarm
- 50 g rote Linsen
- 1 Zwiebel
- 1 Knoblauchzehe
- 1 Chilischote
- 1 kleines Stück Ingwer
- Saft einer halben Zitrone
- ½ EL Öl
- ½ TL Currypulver
- Salz und Pfeffer

Zubereitung:
1. Als erstes die Zwiebel halbieren und fein Würfeln. Den Knoblauch schälen und hacken. Den Inger schälen und ebenfalls fein hacken.
2. In einem Topf Öl erhitzen und Zwiebel, Knoblauch und Ingwer darin anbraten.
3. Anschließend die Linsen in den Topf geben, mit der Gemüsebrühe auffüllen und mit Currypulver würzen. Für mindestens 10 Minuten bei mittlerer Wärmezufuhr garen.
4. Nun den Joghurt in eine Schale geben und mit dem Zitronensaft verrühren. Die Chilischote halbieren, die Kerne entfernen, hacken und ebenfalls zum Joghurt geben. Alles mit Salz und Pfeffer abschmecken.
5. Im Anschluss wird der Tofu kleingeschnitten und in einer Pfanne angebraten. Diesen dann zu den Linsen geben und alles gut erwärmen. Zum Schluss mit Salz und Pfeffer abschmecken und zusammen mit dem Joghurt servieren.

Süßkartoffelsalat

Zutaten für 1 Portion:
- 200 g Süßkartoffeln
- 40 g Paprikaschoten
- 25 g Feldsalat
- 1 Zwiebel
- 1 Knoblauchzehe
- ½ Aubergine
- 1 EL Sesamöl
- ½ EL Gemüsebrühe
- ¼ TL Apfeldicksaft
- ¼ TL Senf
- Saft einer halben Limette
- 1 kleines Stück Ingwer
- Koriander
- Kreuzkümmel
- Chiliflocken
- Kurkuma
- Salz und Pfeffer

Zubereitung:
1. Zuerst die Süßkartoffeln schälen und kleinschneiden. Die Aubergine waschen und ebenfalls in mundgerechte Stücke schneiden. Die Zwiebel schälen, halbieren und fein würfeln. Den Knoblauch schälen und hacken.
2. Nun Öl in einer Pfanner erhitzen und die Zwiebeln zusammen mit dem Knoblauch darin anbraten. Süßkartoffeln und Aubergine hinzugeben und mitbraten. Mit Kreuzkümmel und Koriander würzen. Alles für ca. 5 Minuten bei mittlerer Wärmezufuhr braten lassen.
3. Währenddessen die Paprika waschen, entkernen und in Würfel schneiden. Den Ingwer schälen und hacken.
4. Anschließend den Ingwer zusammen mit Limettensaft, Öl, Brühe, Apfeldicksaft, Senf, Chiliflocken, Salz und Pfeffer zu einem Dressing verrühren. Den Salat waschen, trockenschleudern und in eine Schüssel geben.
5. Zum Schluss den Pfanneninhalt und die Paprika zum Salat geben und mit dem Dressing anmachen.

Rotkohl-Paprika-Salat

Zutaten für 1 Portion:
- 100 g Rotkohl
- 100 g Paprikaschoten
- 50 g Baby-Spinat
- 75 g Kichererbsen
- 10 g Walnusskerne
- ½ Blutorange
- ½ EL Orangensaft
- ½ TL Honig
- ½ TL Senf
- Kurkuma
- Salz und Pfeffer

Zubereitung:
1. Zunächst den Rotkohl in kleinere Stücke schneiden und diese grob raspeln. Die Paprika waschen, entkernen und in Würfel schneiden. Die Kichererbsen waschen und gründlich abtropfen lassen.
2. Nun eine Pfanne ohne Öl erhitzen und die Walnusskerne darin kurz anrösten. Vorsicht, dass sie nicht anbraten.
3. Anschließend die Blutorange schälen und in Scheiben schneiden.
4. Für das Dressing werden nun etwas Wasser, Orangensaft, Honig, Senf und Kurkuma in einem hohen Rührgefäß vermischt und diese mit Salz und Pfeffer abgeschmeckt.
5. Jetzt noch den Spinat putzen und zusammen mit dem Rotkohl, der Paprika, den Kichererbsen und der Blutorange in eine Schüssel geben, mit den Walnusskernen bestreuen und dem Dressing anmachen.

Brokkolisuppe

Zutaten für 1 Portion:
- 200 g Brokkoli
- 2 Kartoffeln
- 1 Zwiebel
- 1 Knoblauchzehe
- 1 TL Öl
- 200 ml Gemüsebrühe
- Chiliflocken
- Kräuter nach Wahl
- Salz und Pfeffer

Zubereitung:
1. Als erstes die Zwiebel schälen, halbieren und klein würfeln. Den Knoblauch schälen und hacken.
2. Öl in einem Topf erhitzen und Zwiebeln und Knoblauch darin anbraten.
3. Währenddessen die Kartoffeln schälen und kleinschneiden. Den Brokkoli waschen und in Röschen teilen. Beides ebenfalls in den Topf geben und mit der Gemüsebrühe ablöschen.
4. Die Suppe für ca. 15-20 Minuten bei mittlerer Wärmezufuhr köcheln lassen.
5. Zum Schluss die Brokkolisuppe mit einem Stabmixer pürieren und mit den Gewürzen und Kräutern abschmecken.

Apfel-Möhren-Salat

Zutaten für 1 Portion:
- 3 Stangen Lauch
- 2 Äpfel, säuerlich
- 2 rote Zwiebeln
- 200 g saure Sahne
- 1 EL Rapsöl
- 2 EL Limettensaft
- 1 Bund Schnittlauch
- Senf
- Petersilie
- Salz und Pfeffer

Zubereitung:
1. Zunächst den Apfel schälen, entkernen und in Würfel schneiden. Den Lauch putzen und in Ringe schneiden. Die Zwiebeln schälen, halbieren und hacken.
2. Nun das Rapsöl in einer Pfanne erhitzen und die Zwiebeln darin glasig andünsten. Apfelstückchen und Lauch in die Pfanne geben und mitbraten. Anschließend zur Seite stellen.
3. Nun die saure Sahne zusammen mit dem Olivenöl und dem Limettensaft in ein hohes Rührgefäß geben und vermischen. Mit Salz, Pfeffer und Senf abschmecken.
4. Den Schnittlauch putzen und in kleine Ringe schneiden, die Petersilie hacken.
5. Zum Schluss den Inhalt der Pfanne zusammen mit Schnittlauch in eine Schüssel geben und vermengen, mit dem Dressing anmachen und mit der Petersilie garnieren.

Birnen-Sellerie-Salat

Zutaten für 1 Portion:
- 100 g Birnen
- 100 g Knollensellerie
- 100 g Möhren
- 50 g Rucola
- 50 g Walnüsse
- 50 g Apfel
- 35 g Chicorée
- 10 g Zwiebeln
- 5 g Petersilie
- 5 g Selleriegrün
- 2 EL Rapsöl
- 1 EL Kapern
- 1 TL Balsamico
- Currypulver
- Limettensaft
- Salz und Pfeffer

Zubereitung:
1. Als Erstes Birne und Apfel schälen, entkernen und würfeln. Den Sellerie schälen und raspeln. Die Möhren schälen und in Scheiben schneiden. Den Rucola putzen und trockenschleudern. Genauso den Chicorée. Die Zwiebel schälen, halbieren und hacken. Die Walnüsse ebenfalls grob hacken. Alles zusammen mit den Kapern in einer Schüssel geben und vermengen.
2. Nun aus Rapsöl, Balsamico, Limettensaft und Senf ein Dressing anrühren und dieses mit Currypulver, Salz und Pfeffer abschmecken. Mit dem Dressing den Salat anmachen.
3. Zum Schluss noch Petersilie und Selleriegrün hacken und über den Salat streuen.

Kresse-Salat

Zutaten für 1 Portion:
- 125 g Brunnenkresse
- 100 g Sellerie
- 80 g Radicchio
- 80 g Avocado, gewürfelt
- 50 g Zwiebeln, rot
- 25 g Haselnüsse
- 10 g Sellerieblätter, gehackt
- 10 g Petersilie, gehackt
- 3 Datteln
- 1 EL Olivenöl
- 2 Paprikaschoten
- Limettensaft
- Löwenzahn
- Salz und Pfeffer

Zubereitung:
1. Zunächst die Kresse putzen, den Radicchio waschen und kleinschneiden. Den Sellerie putzen und in Rauten schneiden. Die Zwiebeln schälen, halbieren und hacken. Die Datteln kleinschneiden. Alles zusammen mit der Avocado in eine Schüssel geben und vermischen.
2. Die Paprika waschen, entkernen und in Würfel schneiden. Die Haselnüsse hacken und zusammen mit den Paprika zum Salat geben.
3. Aus Olivenöl und Limettensaft ein Dressing herstellen und mit Salz und Pfeffer abschmecken.
4. Mit dem Dressing den Salat anmachen und mit Petersilie, Löwenzahn und Sellerieblättern bestreuen.

Gemüse-Nudel-Suppe mit Tofu

Zutaten für 1 Portion:
- 300 ml Gemüsebrühe
- 150 g Nudeln
- 150 g Tofu
- 50 g Zwiebeln
- 50 g Grünkohl
- 50 g Sellerie
- 30 g Misopaste
- 2 EL Sojasauce
- 2 EL Rapsöl
- 2 Knoblauchzehen
- 1 kleines Stück Ingwer
- 2 TL Sesamsamen
- Salz und Pfeffer

Zubereitung:
1. Zunächst die Nudeln nach Packungsanweisung zubereiten.
2. In der Zwischenzeit die Zwiebeln schälen, halbieren und fein würfeln. Den Knoblauch schälen und hacken. Den Ingwer schälen und fein reiben.
3. Nun Öl in einem Topf erhitzen und Zwiebeln, Knoblauch und Ingwer darin andünsten. Mit der Brühe ablöschen und die Misopaste einrühren und köcheln lassen.
4. Währenddessen den Grünkohl putzen und kleinschneiden, den Sellerie schälen und würfeln. Beides in den Topf geben und für weitere 5 Minuten bei niedriger Wärmezufuhr köcheln lassen.
5. Jetzt den Tofu kleinschneiden und die Nudeln abgießen.
6. Zum Schluss Tofu, Nudeln und Sesam in den Topf geben und mit Salz und Pfeffer abschmecken.

Bohneneintopf

Zutaten für 1 Portion:
- 40 g Möhren
- 40 g Buchweizen
- 40 g Selleriestangen
- 60 g Grünkohl
- 220 ml Gemüsebrühe
- 1 Zwiebel, rot
- ½ Dose gemischte Bohnen
- 1 Knoblauchzehe
- 1 EL Tomatenmark
- 1 Chilischote
- 1 Dose Tomaten, gehackt
- 1 EL Olivenöl
- 1 TL italienische Kräuter
- 1 EL Petersilie

Zubereitung:
1. Als erste das gesamte Gemüse waschen, schälen und in mundgerechte Stücke schneiden.
2. Anschließend die Zwiebel schälen, halbieren und fein würfeln. Den Knoblauch schälen und hacken. Die Chilischote halbieren, die Kerne entfernen und ebenfalls hacken.
3. Nun noch die Petersilie putzen und auch diesen hacken. Beiseitestellen.
4. Danach das Öl in einen Topf geben und erhitzen. Zwiebeln, Knoblauch, Chili, Möhren, Sellerie und die Kräuter hineingeben und anschwitzen.
5. Mit der Brühe ablöschen und die gehackten Tomaten sowie das Tomatenmark und die Bohnen hinzugeben. Alles für 30 Minuten bei mittlerer Wärmezufuhr köcheln lassen.
6. Nach Ende der Garzeit den Grünkohl in den Topf geben und alles für weitere 5 Minuten köcheln.
7. Währenddessen den Buchweizen nach Packungsanweisung zubereiten. Dann abgießen und ebenfalls in den Topf geben.
8. Zum Schluss den Eintopf mit der Petersilie bestreuen.

Salat mit Hähnchenbruststreifen

Zutaten für 1 Portion:
- 120 g Hähnchenbrustfilet
- 70 g Avocado
- 50 g Chicorée
- 50 g Rucola
- 50 g Sellerie
- 15 g Walnüsse
- ½ rote Zwiebel
- 1 Dattel
- 10 g Sellerieblätter
- 10 g Petersilie
- 1 EL Kapern
- 1 EL Olivenöl
- ¼ Zitrone, davon den Saft

Zubereitung:
1. Als erstes den Rucola putzen. Sellerie und Petersilie ebenfalls gründlich putzen und hacken.
2. Danach den Chicorée waschen und zerkleinern. Die Dattel, ebenso wie die Walnüsse und Kapern hacken. Die Zwiebel schälen, halbieren und fein würfeln.
3. Nun noch das Hähnchenbrustfilet in Streifen schneiden.
4. Im Anschluss eine Pfanne erhitzen und das Hähnchen darin anbraten.
5. Alle Zutaten in eine Schüssel geben und vermengen. Das Hähnchenbrustfilet hinzugeben und genießen.

Apfel-Sellerie-Salat

Zutaten für 1 Portion:
- 100 g Knollensellerie
- 40 g Walnüsse
- 50 g Apfel
- 50 g Rucola
- 35 g Chicorée
- 10 g rote Zwiebel
- 5 g Liebstöckel
- 5 g Petersilie
- 1 EL Kapern
- 1 EL Olivenöl
- 1 TL Balsamico
- 1 TL Senf
- ¼ Zitrone, davon den Saft

Zubereitung:
1. Zuerst den Sellerie schälen und würfeln. Den Apfel schälen, entkernen und ebenfalls in Würfel schneiden. Die Zwiebel schälen, halbieren und hacken. Rucola und Chicorée putzen. Liebstöckel hacken.
2. Diese Zutaten zusammen in eine Schüssel geben. Kapern und Petersilie hinzufügen.
3. Aus Balsamico, Olivenöl, Zitronensaft und Senf in ein hohes Rührgefäß geben und vermischen.
4. Den Salat mit dem Dressing anmachen.

Amaranth-Himbeer-Salat

Zutaten für 1 Portion:
- 150 g Himbeeren
- 100 g Avocado
- 80 g Tomaten
- 70 g Amaranth
- 40 g rote Zwiebeln
- 50 g Rucola
- 50 g Datteln
- 2 EL Rapsöl
- 1 EL Petersilie
- ½ EL Kapern
- etwas Limettensaft
- Salz und Pfeffer

Zubereitung:
1. Als erstes den Amaranth zusammen mit Kurkuma nach Packungsanweisung zubereiten. Im Anschluss abkühlen lassen.
2. In der Zwischenzeit die Avocado halbieren, den Stein entfernen und das Fruchtfleisch mit einem Löffel herauslösen. Dieses kleinschneiden. Die Zwiebeln schälen, halbieren und fein würfeln. Die Tomaten waschen und ebenfalls in Würfel schneiden. Den Rucola putzen.
3. Den Amaranth mit Avocado, Datteln, Tomaten, Zwiebeln, Kapern und Petersilie vermischen. Die Himbeeren ebenfalls unterheben.
4. Aus Öl und Limettensaft ein Dressing herstellen und dieses mit Salz und Pfeffer abschmecken.
5. Mit dem Dressing den Salat anmachen und mit Rucola garnieren.

Süßes Buchweizen-Taboule

Zutaten für 1 Portion:
- 120 g Erdbeeren
- 100 g Tomaten
- 80 g Avocado
- 55 g Buchweizen
- 25 g rote Zwiebeln
- 25 g Datteln
- 50 g Rucola
- 25 g Petersilie
- 1 EL Kapern
- 1 EL Olivenöl
- 1 EL Kurkuma
- ½ Zitrone, davon den Saft

Zubereitung:
1. Zunächst die Avocado halbieren, den Stein entfernen, das Fruchtfleisch mit einem Löffel herauslösen und kleinschneiden. Die Tomaten waschen und würfeln. Die Zwiebel schälen, halbieren und hacken. Die Datteln entkernen und ebenfalls hacken.
2. Nun Buchweizen zusammen mit Kurkuma nach Packungsanweisung zubereiten und anschließend abkühlen lassen.
3. Die Avocado zusammen mit Zwiebel, Tomaten, Kapern, Datteln und Petersilie vermischen und unter den Buchweizen heben.
4. Im Anschluss die Erdbeeren waschen, das Grün entfernen und in Scheiben schneiden. Ebenfalls unter den Buchweizen mischen und mit Zitronensaft und Öl abschmecken.
5. Zum Schluss noch den Rucola putzen und zusammen mit dem Taboule anrichten.

Hauptmahlzeit

Würzige Hähnchenbrust mit Grünkohl

Zutaten für 1 Portion:
- 100 g Tomaten
- 100 g Hähnchenbrustfilet
- 30 g Buchweizen
- 30 g Grünkohl
- 20 g rote Zwiebeln
- 1 Chilischote
- 1 kleines Stück Ingwer
- 1 EL Olivenöl
- Saft einer Limette
- Kurkuma
- Kapern
- Salz und Pfeffer
- 3 g Petersilie

Zubereitung:
1. Zunächst den Ofen auf 220° C vorheizen.
2. Das Hähnchenbrustfilet in Scheiben schneiden und in einer Pfanne mit etwas Öl von beiden Seiten anbraten.
3. Währenddessen Wasser in einen Topf geben und den Grünkohl über dem Wasserbad dämpfen. Anschließend blanchieren.
4. Nun den Ingwer schälen und hacken. Die Zwiebel schälen, halbieren und fein würfeln. Beides zusammen in eine Pfanne geben und anrösten.
5. Den Buchweizen nach Packungsanweisung zubereiten und sobald dieser fertig ist, zusammen mit den restlichen Bestandteilen servieren.

Wokpfanne

Zutaten für 1 Portion:
- 100 g Riesengarnelen
- 70 g Buchweizennudeln
- 30 g Grünkohl
- 30 g grüner Sellerie
- 80 ml Hühnerbrühe
- 1 EL Olivenöl
- 1 Zwiebel
- 1 Knoblauchzehe
- 1 EL Sojasauce
- 1 Chilischote
- etwas Ingwer, gehackt
- Sellerieblätter
- Salz und Pfeffer

Zubereitung:
1. Als erstes die Buchweizennudeln in heißem Wasser garen.
2. Währenddessen Öl in einem Wok erwärmen und die Garnelen darin anbraten. Etwas Sojasauce hinzugeben und alles gut vermischen.
3. Anschließend die Zwiebel schälen, halbieren und fein würfeln. Den Knoblauch schälen und hacken. Ebenfalls in den Wok geben und mitbraten. Chili halbieren, die Kerne entfernen und hacken. Ingwer und Sellerie schälen und kleinschneiden. Den Grünkohl putzen. Alles ebenfalls in den Wok geben und mitbraten. Mit der Hühnerbrühe ablöschen und köcheln lassen.
4. Zum Schluss mit Salz und Pfeffer abschmecken und zusammen mit den Buchweizennudeln anrichten. Mit den Sellerieblättern garnieren.

Orientalisches Chili

Zutaten für 1 Portion:
- 200 g Putenhackfleisch
- 120 g Kichererbsen
- 200 g Tomaten
- 1 Zwiebel
- 1 Knoblauchzehe
- 1 Chilischote
- 75 ml Gemüsebrühe
- 1 EL Öl
- Chiliflocken
- Koriander
- Kreuzkümmel
- Curry
- Salz und Pfeffer

Zubereitung:
1. Zunächst die Zwiebel schälen, halbieren und fein würfeln. Den Knoblauch schälen und hacken. Die Chilischote halbieren, die Kerne entfernen und ebenfalls hacken.
2. Öl in einem Topf erhitzen und Zwiebel, Knoblauch und Chili darin glasig andünsten. Die Kichererbsen waschen und abtropfen lassen.
3. Nun das Hackfleisch in den Topf geben und anbraten. Mit der Brühe, den gehackten Tomaten und den Kichererbsen ablöschen. Alles für mindestens 5 Minuten kochen lassen und immer wieder durchmengen, damit nichts ansetzt.
4. In der Zwischenzeit den Koriander waschen und hacken. Ebenfalls in den Topf geben und alles mit den Gewürzen abschmecken und anrichten.

Tofu-Gemüse-Pfanne mit Hirse

Zutaten für 1 Portion:
- 60 g Hirse
- 40 g Tofu
- 1 Paprika
- 1 Zwiebel
- 1 Knoblauchzehe
- 1 Stange Sellerie
- 1 EL Olivenöl
- Kurkuma
- Salz und Pfeffer

Zubereitung:
1. Als erstes die Hirse gründlich abspülen und in einem Topf mit Wasser ca. 10-15 Minuten kochen.
2. Währenddessen die Zwiebel schälen, halbieren und fein würfeln. Den Knoblauch schälen und hacken. Die Paprika waschen, entkernen und in Würfel schneiden. Den Sellerie putzen und in Rauten schneiden. Den Tofu ebenfalls würfeln.
3. In einer Pfanne etwas Olivenöl erhitzen und die Zwiebeln und den Knoblauch darin glasig dünsten. Den Tofu hinzugeben und anbraten.
4. Nun das Gemüse in die Pfanne geben und alles gut durchbraten. Alles mit Salz, Pfeffer und Kurkuma abschmecken.
5. Zum Schluss die Hirse abgießen und zusammen mit dem Tofu und dem Gemüse auf einem Teller anrichten.

Wokgemüse mit Tofu

Zutaten für 1 Portion:
- 50 g Sellerie
- 50 g Weißkraut
- 50 g Karotten
- 1 Chinakohl
- 1 Zwiebel
- 1 Chilischote
- ½ EL Kokosöl
- 1 TL Curry-Paste
- 100 g Tofu
- 1 EL Öl
- Curry
- Salz und Pfeffer

Zubereitung:
1. Zuerst den Sellerie schälen und würfeln. Die Karotten schälen und in Scheiben schneiden. Das Weißkraut waschen und in Streifen schneiden. Den Chinakohl putzen und kleinschneiden. Den Tofu in Würfel schneiden. Die Zwiebel schälen, halbieren und hacken. Die Chilischote halbieren, die Kerne entfernen und ebenfalls hacken.
2. Nun das Öl in einem Wok erhitzen und zunächst die Zwiebeln darin glasig dünsten. Das Gemüse hinzugeben und alles anbraten. Nach ca. 5 Minuten den Tofu hinzugeben und alles mit Salz, Pfeffer und Curry würzen.
3. Die fertige Wok-Pfanne auf einem Teller anrichten.

Gebackener Tofu mit Brokkoli

Zutaten für 1 Portion:
- 300 g Brokkoli
- 250 g Tofu
- 100 g rote Zwiebeln
- 55 g Petersilie, gehackt
- 50 g getrocknete Tomaten, gehackt
- 2 Paprika
- 2 Knoblauchzehen
- 2 Chilischoten
- 2 TL Kurkuma
- etwas Ingwer
- 2 TL Rapsöl
- 1 EL Olivenöl
- 1 Prise Koriander
- 1 Prise Kreuzkümmel
- Saft einer ¼ Zitrone
- Salz und Pfeffer

Zubereitung:
1. Zunächst die Zwiebeln schälen, halbieren und fein würfeln. Den Knoblauch schälen und hacken. Die Paprika waschen, entkernen und in Würfel schneiden. Die Chilischoten halbieren, die Kerne herauslösen und ebenfalls hacken. Den Tofu würfeln und den Brokkoli in Röschen teilen.
2. Im Anschluss die Paprika zusammen mi Chili und Knoblauch in eine Auflaufform geben und mit Öl beträufeln. Mit den gehackten Kräutern bestreuen und für 20 Minuten bei 180° C im Ofen garen. Anschließend abkühlen lassen.
3. Die Paprikamischung nach dem Abkühlen in einen Mixer geben und pürieren. Das Püree mit Salz und Pfeffer abschmecken.
4. Nun den Tofu in die Auflaufform geben und mit dem Püree bedecken. Alles für 20 Minuten bei gleicher Temperatur im Ofen backen.
5. Währenddessen den Brokkoli mit Rapsöl, Zwiebeln, Ingwer und Kurkuma vermischen und in einer Pfanne kurz anbraten. Danach die Tomaten und die Petersilie hinzugeben und untermengen. Zusammen mit dem gebackenen Tofu auf einem Teller anrichten.

Gebackene Süßkartoffeln mit Gemüse und Quinoa

Zutaten für 1 Portion:
- 750 g Süßkartoffeln
- 800 g gehackte Tomaten
- 500 g Kichererbsen
- 320 ml Gemüsebrühe
- 220 g Quinoa
- 125 g Datteln
- 4 Knoblauchzehen
- 5 g Koriander, gehackt
- 20 g Petersilie, gehackt
- 2 EL Rapsöl
- 2 Zwiebeln
- 2 Chilischoten, gehackt
- 2 Zimtstangen
- 2 EL Kurkuma
- 1 EL Kreuzkümmel
- etwas Ingwer
- Salz und Pfeffer

Zubereitung:
1. Als erstes den Backofen auf 200° C vorheizen.
2. In der Zwischenzeit die Zwiebeln schälen, halbieren und fein würfeln. Den Knoblauch schälen und hacken. Den Ingwer schälen und reiben.
3. Nun einen Bräter auf den Herd stellen und 1 EL Öl darin erhitzen. Zwiebeln, Knoblauch und Ingwer zusammen mit Chili darin andünsten und mit Zimt, Kurkuma und Kreuzkümmel würzen. Noch weitere zwei Minuten garen, dabei gelegentlich umrühren.
4. Anschließend Datteln und Tomaten hinzugeben und mit der Brühe ablöschen. Für 60 Minuten garen.
5. Danach die Süßkartoffeln schälen, kleinschneiden und mit dem restlichen Öl vermengen. Die Süßkartoffeln auf ein Backblech legen und im Ofen für 30 Minuten backen.
6. Währenddessen Quinoa nach Packungsanweisung zubereiten.
7. Zum Schluss das Gemüse zusammen mit den Süßkartoffeln und Quinoa auf einem Teller anrichten und mit Koriander und Petersilie garnieren.

Backkartoffeln mit Gemüse

Zutaten für 1 Portion:
- 250 g Kichererbsen
- 200 g gehackte Tomaten, Dose
- 150 ml Gemüsebrühe
- 125 g Paprika
- 100 g Zwiebeln, gehackt
- 5 g Petersilie
- 3 TL Erdnussbutter
- 2 Backkartoffeln
- 2 Chilischoten
- 2 TL Zucker
- 2 TL Sesam
- 2 TL Rapsöl
- 2 TL Kurkuma
- 1 Knoblauchzehe
- 1 kleines Stück Ingwer, gerieben
- 1 Gewürznelke
- 1 TL Kreuzkümmel

Zubereitung:
1. Als erstes den Backofen auf 200° C vorheizen.
2. Währenddessen die Backkartoffeln in Alufolie einwickeln und diese für 60 Minuten im Ofen backen.
3. In der Zwischenzeit den Knoblauch schälen und hacken. Die Chilischoten halbieren, die Kerne entfernen und kleinschneiden. Beides zusammen mit den Zwiebeln in einem Topf mit etwas Öl dünsten und mit den Gewürzen abschmecken. Für weitere 2 Minuten anbraten.
4. Nun die Kichererbsen und alle weiteren Zutaten, bis auf die Petersilie hinzugeben und für 60 Minuten garen.
5. Zum Schluss die Kartoffeln halbieren und zusammen mit dem Gemüse anrichten. Mit der Petersilie garnieren.

Vegane Pita

Zutaten für 1 Portion:
- 1 Vollkornpita
- 50 g Rucola
- 50 g Gurken
- 50 g rote Zwiebeln
- 50 g Tomaten
- 30 g Walnüsse, gehackt
- Rapsöl
- Zitronensaft
- Salz und Pfeffer

Zubereitung:
1. Zunächst die Gurke waschen und in Scheiben schneiden. Die Tomaten waschen und würfeln. Die Zwiebeln schälen, halbieren und in Ringe schneiden. Den Rucola putzen.
2. Anschließend Zitronensaft zusammen mit Rapsöl vermischen und mit Salz und Pfeffer abschmecken.
3. Nun alle Zutaten in die Pita-Tasche füllen und mit dem Dressing beträufeln.

Pita mit Fleisch

Zutaten für 1 Portion:
- 100 g Putenbrustaufschnitt
- 40 g Gurken
- 35 g Rucola
- 20 g Käse, gerieben
- 15 g Walnüsse
- ½ rote Zwiebel
- 1 Pita-Tasche
- 1 EL Olivenöl
- 1 EL Balsamico

Zubereitung:
1. Zuerst den Rucola putzen und etwas kleiner schneiden. Die Gurke waschen und in Scheiben schneiden. Die Zwiebel schälen, halbieren und würfeln. Die Walnüsse hacken.
2. Aus Olivenöl und Balsamico ein Dressing anrühren.
3. Nun das Gemüse, den Salat, die Putenbrust und die Nüsse in die Pita-Tasche füllen und mit Käse bestreuen. Mit dem Dressing anmachen.

Thunfisch mit Walnusspesto

Zutaten für 1 Portion:
- 60 g Rucola
- 35 g Walnüsse
- 35 g Petersilie
- 25 g Parmesan
- 25 g Zwiebeln, in Ringen
- 150 g Tomaten, gewürfelt
- 4 Dosen Thunfisch im eigenen Saft
- 3 EL Rapsöl
- 2 TL Rotweinessig
- Limettensaft
- Salz und Pfeffer

Zubereitung:
1. Zunächst Parmesan, Petersilie, Walnüssen, Limettensaft, Rapsöl und etwas Wasser in den Mixer geben und zu einem Pesto pürieren.
2. Den Thunfisch aus den Dosen holen, abtropfen lassen und mit Salz und Pfeffer würzen. Mit 1 EL des Pestos und etwas Limettensaft marinieren und 30 Minuten ziehen lassen.
3. In der Zwischenzeit den Backofen auf 200° C vorheizen und die Zwiebeln in dem Essig einlegen.
4. Nun den Thunfisch zunächst in einer Pfanne kurz anbraten und anschließend für 10 Minuten im Ofen backen. Danach herausnehmen und mit einem weiteren Esslöffel Pesto einstreichen. Für 5 Minuten einziehen lassen.
5. Den Thunfisch auf einem Teller anrichten und mit dem restlichen Pesto einstreichen. Mit den Zwiebeln, den Tomaten und dem Rucola belegen.

Marinierte Hähnchenbrust

Zutaten für 1 Portion:
- 600 g Hähnchenbrustfilet
- 5 EL Zitronensaft
- 4 Knoblauchzehen
- 3 EL Petersilie
- 2 Eier
- 1 TL Zitronenzesten
- 1 Chilischote
- 1 EL Öl
- ein kleines Stück Ingwer
- Salz und Pfeffer

Zubereitung:
1. Als erstes den Knoblauch schälen und hacken. Die Chilischote halbieren, die Kerne entfernen und ebenfalls hacken. Den Ingwer schälen und reiben. Das Hähnchenbrustfilet waschen, trockentupfen und in Streifen schneiden.
2. Nun Eier in eine Schüssel schlagen und mit Zitronensaft, Chili, Knoblauch, Ingwer und Petersilie vermischen, mit Salz und Pfeffer sowie den Zitronenzesten würzen.
3. Das Fleisch in der Marinade wenden und 30 Minuten ziehen lassen.
4. Anschließend das Öl in einer Pfanne erhitzen und das Hähnchen darin anbraten. Auf einem Teller anrichten und genießen.
5. Gut passt dazu zum Beispiel Reis.

Hackbällchen-Spieße

Zutaten für 2 Portionen:
- 200 g Putenhackfleisch
- 2 Stangen Zitronengras
- 1 Ei
- 1 Knoblauchzehe
- 1 Chilischote
- 1 EL Olivenöl
- 1 EL Koriander
- 1 TL Kurkuma
- 1 EL Limettensaft
- etwas Pfeffer

Zubereitung:
1. Das Zitronengras waschen und längs halbieren.
2. Anschließend den Knoblauch schälen und hacken. Die Chilischote halbieren, die Kerne entfernen und ebenfalls hacken.
3. In einer Schüssel das Hackfleisch zusammen mit Öl, Ei, Knoblauch, Chili, Koriander, Kurkuma, Limettensaft und Pfeffer mischen und Kugeln aus der Masse formen.
4. Nun die Kugeln auf das Zitronengras spießen und in einer Pfanne anbraten, im Backofen backen oder auf dem Grill rösten.

Rindfleischspieße

Zutaten für 2 Portionen:
- 500 g Rindfleisch aus der Hüfte
- 6 EL Olivenöl
- 5 Zwiebeln
- 3 Paprika
- 1 EL Rotweinessig
- ½ Eisbergsalat
- Knoblauchpulver
- Salz und Pfeffer
- 6 Holzspieße

Zubereitung:
1. Zunächst das Fleisch waschen, trockentupfen und in Würfel schneiden. Die Zwiebeln schälen, halbieren und in Scheiben schneiden. Die Paprika waschen, entkernen und würfeln.
2. Anschließend abwechselnd Fleisch, Paprika und Zwiebeln auf die Spieße spießen.
3. Die Spieße mit Knoblauch, Salz und Pfeffer würzen.
4. 5 EL des Öls in einer Pfanne erhitzen und die Spieße darin zunächst auf höchster Stufe anbraten und anschließend auf niedriger Stufe garen.
5. Währenddessen aus dem restlichen Olivenöl, Rotweinessig, Salz und Pfeffer ein Dressing herstellen und den Salat waschen und kleinschneiden. Diesen mit dem Dressing anmachen und zusammen mit den fertigen Spießen servieren.

Pellkartoffeln mit Hähnchenbrust und Quark

Zutaten für 2 Portionen:
- 2 Hähnchenbrustfilets
- 6 Kartoffeln
- 1 Bund Schnittlauch, in Ringen
- 1 Packung Kräuterquark, fettarm
- 1 Zweig Rosmarin
- 3 EL Olivenöl
- Salz und Pfeffer

Zubereitung:
1. Zunächst das Fleisch waschen, trockentupfen und in Würfel schneiden. Mit Salz und Pfeffer würzen.
2. Öl in einer Pfanne erhitzen und das Fleisch darin anbraten. Den Rosmarin kurzzeitig mitbraten, damit das Fleisch etwas den Geschmack annimmt.
3. Währenddessen die Kartoffeln in heißem Wasser für 20 Minuten kochen. Anschließend abschrecken und pellen.
4. Die Pellkartoffeln zusammen mit dem Kräuterquark und der Hähnchenbrust anrichten. Mit dem Schnittlauch garnieren.

Gefüllte Auberginen

Zutaten für 2 Portionen:
- 2 Auberginen
- 400 g geschälte Tomaten
- 4 Scheiben Vollkornbrot
- Knoblauchpulver
- Petersilie
- Wasser
- Salz und Pfeffer

Zubereitung:
1. Als erstes den Backofen auf 200° vorheizen.
2. Die Auberginen waschen, halbieren und mit einem Löffel aushöhlen. Das Fruchtfleisch hacken und mit den Gewürzen abschmecken.
3. Das Vollkornbrot zerbröseln und zusammen mit den Tomaten zum Fruchtfleisch geben und untermengen.
4. Die Masse in die Auberginen füllen und in eine Auflaufform legen. Mit Wasser angießen, so dass der Boden hiermit bedeckt ist und für 30 Minuten backen.

Gefüllte Paprika

Zutaten für 2 Portionen:
- 4 Paprika, rot und grün
- 250 g Rinderhackfleisch
- 300 ml Gemüsebrühe
- 400 g geschälte Tomaten
- 4 EL Olivenöl
- Knoblauchpulver
- 1 TL Currypulver
- 1 Gemüsezwiebel
- Italienische Kräuter
- 200 g Vollkornreis
- Wasser
- Salz und Pfeffer

Zubereitung:
1. Zunächst den Backofen auf 200° vorheizen.
2. Anschließend 4 EL Öl in einer Pfanne erhitzen und das Hackfleisch darin krümelig anbraten. Die Zwiebel schälen, halbieren und fein würfeln. Ebenfalls in die Pfanne geben und mitbraten.
3. Die Tomaten hinzugeben und mit den Gewürzen abschmecken. Bei geringer Wärmezufuhr für 10 Minuten kochen lassen.
4. Den Reis in der Gemüsebrühe bei niedriger Wärmezufuhr garen, bis die Brühe verdampft ist.
5. Währenddessen die Paprikaschoten waschen, den Deckel entfernen und die Kerne herauslösen.
6. Den fertigen Reis zum Hackfleisch geben und alles gut vermengen. Die Masse in die Paprikaschoten füllen und diese in eine Auflaufform stellen. Mit Wasser angießen und für 30 Minuten im Ofen garen. Dabei die Hitze auf 150° C reduzieren.

Rinderfilet mit Wirsing

Zutaten für 2 Portionen:
- 200 g Rinderfilet
- ½ Wirsing
- 6 EL Olivenöl
- 2 Paprika
- 1 Knoblauchzehe
- Salz und Pfeffer

Zubereitung:
1. Zuerst die Blätter vom Wirsing lösen, waschen und in Streifen schneiden. Die Paprika waschen, entkernen und ebenfalls in Streifen schneiden. Den Knoblauch schälen und hacken. Das Fleisch waschen, trockentupfen und ebenfalls in Streifen schneiden.
2. Nun 4 EL des Öls in einer Pfanne erhitzen und den Wirsing darin anbraten. Dabei immer wieder umrühren.
3. Knoblauch und Paprika hinzugeben, mit Salz und Pfeffer würzen und mitbraten.
4. In einer zweiten Pfanne das Rinderfilet in dem restlichen Öl scharf anbraten.
5. Zum Schluss das Filet zum Wirsing geben, alles gut vermischen und anrichten.

Kohlrabi-Möhren-Pommes mit Rumpsteak

Zutaten für 1 Portion:
- 150 g Rumpsteak
- 3 Möhren
- 1 Kohlrabi
- 150 g Magerquark
- 8 EL Olivenöl
- 1 Bund Schnittlauch, in Röllchen
- Salz und Pfeffer

Zubereitung:
1. Als erstes die Möhren und die Kohlrabi schälen und in Pommes schneiden.
2. 6 EL Olivenöl in einer Pfanne erhitzen und die Pommes darin frittieren.
3. Währenddessen den Quark in eine Schüssel geben und mit Salz und Pfeffer würzen. Den Schnittlauch untermengen.
4. Das restliche Öl in einer zweiten Pfanne erhitzen und das Steak darin je nach Belieben anbraten.
5. Das Steak zusammen mit den Gemüsepommes und dem Schnittlauchquark anrichten.

Buchweizen mit Tofu und Gemüse

Zutaten für 1 Portion:
- 130 g Tofu
- 130 g Zucchini
- 60 g Grünkohl
- 50 g Stangensellerie
- 20 g Miso-Paste
- 40 g Buchweizen
- 40 g rote Zwiebeln
- 1 Knoblauchzehe
- 1 Chilischote
- 1 cm Ingwer
- 1 EL Mirin
- 2 TL Olivenöl
- 2 TL Sesamsamen
- 1 TL Kurkuma
- 1 TL Sojasauce

Zubereitung:
1. Zunächst den Backofen auf 200° C vorheizen.
2. Den Sellerie putzen und in Rauten schneiden. Die Zucchini waschen und kleinschneiden. Die Zwiebel schälen, halbieren und würfeln. Den Knoblauch schälen und hacken. Die Chilischote halbieren, entkernen und ebenfalls hacken. Den Ingwer reiben. Den Grünkohl putzen.
3. Anschließend den Grünkohl dämpfen und blanchieren.
4. Den Tofu in Dreiecke schneiden und mit einer Paste aus Miso und Mirin marinieren. In eine Auflaufform geben und im Ofen für 15-20 Minuten backen.
5. Währenddessen den Buchweizen nach Packungsanweisung mit etwas Kurkuma garen.
6. Öl in einer Pfanne erhitzen und das Gemüse darin abraten.
7. Zum Schluss den Tofu zusammen mit dem Buchweizen und dem Gemüse anrichten.

Garnelen mit Wokgemüse

Zutaten für 1 Portion:
- 170 g Riesengarnelen
- 120 ml Hühnerbrühe
- 75 g Soba (Buchweizennudeln)
- 55 g grüne Bohnen
- 50 g Sellerie
- 25 g rote Zwiebeln
- 70 g Grünkohl
- 5 g Liebstöckelblätter
- 1 Knoblauchzehe
- 1 Chilischote
- 2 TL Sojasauce
- 1 cm Ingwer
- 2 TL Olivenöl

Zubereitung:
1. Die Soba zunächst nach Packungsanweisung zubereiten und anschließend zur Seite stellen.
2. Währenddessen den Sellerie putzen und kleinschneiden. Die Zwiebeln schälen, halbieren und fein würfeln. Den Grünkohl putzen. Den Knoblauch schälen und hacken. Die Chilischote halbieren, entkernen und ebenfalls hacken. Den Ingwer reiben.
3. Anschließend 1 TL Öl in einem Wok erhitzen und die Garnelen darin für 3 Minuten mit der Sojasauce anbraten. Im Anschluss herausnehmen und die Zwiebeln zusammen mit dem restlichen Öl, Knoblauch, Chili, Bohnen, Sellerie und Grünkohl darin dünsten. Mit der Brühe ablöschen und für 1-2 Minuten kochen lassen.
4. Die Soba zusammen mit dem Gemüse und den Garnelen auf einem Teller anrichten und mit dem Liebstöckel garnieren.

Buchweizen mit Linsencurry

Zutaten für 1 Portion:
- 60 g Buchweizen
- 60 g Grünkohl
- 50 g rote Linsen, abgetropft
- 325 ml Gemüsebrühe
- 40 ml Kokosnussmilch
- 2 TL Kurkuma
- 1 rote Zwiebel
- 1 Knoblauchzehe
- 1 Chilischote
- 1 cm Ingwer
- 1 TL Senfsamen
- 2 TL Rapsöl
- 1 TL Currypulver

Zubereitung:
1. Zunächst den Grünkohl waschen und grob hacken. Die Zwiebel schälen, halbieren und würfeln. Den Knoblauch schälen und hacken. Den Ingwer schälen und reiben. Die Chilischote halbieren, die Kerne entfernen und hacken.
2. Den Buchweizen nach Packungsanweisung zubereiten.
3. Währenddessen Öl in einer Pfanne erhitzen und die Senfkörner darin anbraten, bis sie springen. Dann Knoblauch, Zwiebel, Chili und Ingwer hinzufügen und garen.
4. Mit Curry und 1 TL Kurkuma würzen und alles gut vermischen. Mit der Brühe ablöschen und aufkochen lassen.
5. Nun die Linsen in die Pfanne geben und alles 25-30 Minuten kochen lassen.
6. Anschließend den Grünkohl zusammen mit der Kokosmilch hinzugeben und nochmals für 5 Minuten kochen lassen.
7. Den Buchweizen abgießen und zusammen mit dem Curry anrichten.

Putenschnitzel mit Blumenkohl

Zutaten für 1 Portion:
- 170 g Blumenkohl
- 150 g Putenschnitzel
- 40 g getrocknete Tomaten
- 10 g Petersilie
- 1 Knoblauchzehe
- 1 cm Ingwer
- 1 Chilischote
- 1 TL Salbei, getrocknet
- 2 EL Olivenöl
- 1 EL Kapern
- ½ Zitrone, davon den Saft
- 2 TL Kurkuma
- 1 EL Wasser
- ½ rote Zwiebel

Zubereitung:
1. Als erstes den Blumenkohl kleinschneiden und in einem Mixer zerkleinern.
2. Anschließend die Zwiebel schälen, halbieren und würfeln. Den Knoblauch schälen und hacken. Die Chilischote halbieren, entkernen und ebenfalls hacken. Den Ingwer schälen und reiben.
3. 1 EL Olivenöl in einer Pfanne erhitzen und Zwiebel, Knoblauch, Chili und Ingwer darin andünsten. Blumenkohl und Kurkuma hinzugeben und 1 Minute erhitzen.
4. Die Pfanne vom Herd nehmen und die Tomaten und die Hälfte der Petersilie untermischen.
5. Nun das restliche Öl in eine Schüssel geben und mit Salbei verrühren. Das Schnitzel darin marinieren und in einer Pfanne anbraten. Zitronensaft, Wasser, Kapern und die restliche Petersilie hinzugeben und erwärmen.
6. Die Putenschnitzel zusammen mit dem Blumenkohl anrichten.

Auberginen-Wedges mit Pesto

Zutaten für 1 Portion:
- 1 Aubergine
- 75 g Rucola
- 120 g Kirschtomaten
- 50 ml Wasser
- 25 g rote Zwiebeln
- 25 g Walnüsse
- 20 g Petersilie
- 15 g Parmesan
- 5 ml Rotweinessig
- 5 ml Balsamico
- 1 EL Olivenöl
- ½ Zitrone, davon der Saft

Zubereitung:
1. Zunächst das Pesto herstellen. Hierfür die Walnüsse zusammen mit Olivenöl, Wasser, die Hälfte des Zitronensafts, Parmesan und Petersilie in den Mixer geben und pürieren.
2. Anschließend den Backofen auf 200° C vorheizen und ein Backblech mit Backpapier auslegen.
3. Die Aubergine waschen und in Streifen schneiden. Mit etwas Pesto einstreichen und für 25-30 Minuten im Ofen backen.
4. In der Zwischenzeit die Zwiebel schälen, halbieren und würfeln. Mit dem Essig marinieren.
5. Die Tomaten waschen und ebenfalls in Würfel schneiden. Den Rucola putzen.
6. Sobald die Auberginen-Wedges fertig sind, den Essig von den Zwiebeln abgießen und diese zusammen mit Rucola und Tomaten vermischen. Mit dem Balsamico anmachen.
7. Die Wedges auf einem Teller anrichten, das Pesto darüber verteilen und den Salat hinzugeben.

Gemüse-Nudel-Pfanne

Zutaten für 2 Portionen:
- 200 g Hähnchenbrustfilet
- 130 g Soba (Buchweizennudeln)
- 150 g Sojasprossen
- 100 ml Gemüsebrühe
- 1 Pak Choi
- 1 Lauchzwiebel
- 2 Knoblauchzehen
- 2 rote Zwiebeln
- 2 EL Olivenöl
- 2 EL Sojasauce
- Gewürze nach Wahl

Zubereitung:
1. Zuerst die Hähnchenbrust waschen, trockentupfen und in Würfel schneiden.
2. Die Zwiebel schälen, halbieren und fein würfeln. Den Knoblauch schälen und hacken. Den grünen Teil des Pak Choi in Streifen schneiden und den Weißen in Würfel. Die Lauchzwiebel putzen und in Ringe schneiden.
3. Nun die Gemüsebrühe in einem Topf erhitzen und den Knoblauch und die Nudeln darin kochen.
4. Das Öl in einem Wok erhitzen und die Zwiebel darin glasig dünsten. Das Hähnchen hinzugeben und anbraten. Die festen Teile des Pak Choi und der Lauchzwiebeln ebenfalls in die Pfanne geben und vermengen. Mit der Sojasauce und den Gewürzen abschmecken.
5. Die Nudeln sowie den Knoblauch aus der Brühe fischen und in den Wok geben und kurz mit anbraten. Mit der Brühe ablöschen und die Sojasprossen hineingeben. Alles einkochen lassen und zum Ende der Garzeit den restlichen Pak Choi und die Lauchzwiebeln hinzugeben. Alles gut vermengen und nochmals mit den Gewürzen abschmecken.

Snacks und Dips

Energiekugeln

Zutaten für 1 Portion:
- 100 g Walnüsse
- 200 g Datteln
- 25 g dunkle Schokolade
- 1 EL Olivenöl
- 1 EL Kurkuma
- 1 EL Kakaopulver
- 1 Prise Zimt

Zubereitung:
1. Als erstes die Schokolade fein hacken. Die Datteln genauso zerkleinern und die Walnüsse hacken.
2. Die restlichen Zutaten hinzugeben und mit 1-2 EL Wasser vermischen. Aus dieser Masse 15 kleine Kugeln formen und in eine Dose legen, den Deckel aufsetzen und bis zum Verzehr im Kühlschrank lagern.

Dip aus Limabohnen

Zutaten für 1 Portion:
- 200 g Limabohnen
- 2 Frühlingszwiebeln
- 1 Knoblauchzehe
- 1 EL Olivenöl
- 1 Prise Chilipulver
- Saft einer Zitrone
- Salz und Pfeffer

Zubereitung:
1. Dieser Dip ist ganz einfach herzustellen. Alle Zutaten in eine Schüssel geben und mit einem Stabmixer pürieren. Fertig ist der leckere Dip, der gut zu Rohkost schmeckt.

Gefüllte Datteln

Zutaten für 1 Portion:
- 10 Datteln
- 10 Mandeln
- Kokosraspeln

Zubereitung:
1. Dieser Snack schmeckt nicht nur sehr lecker, sondern er lässt sich auch schnell zubereiten.
2. Zunächst die Datteln entkernen und jeweils eine Mandel in die Öffnung stecken. Alle mit den Kokosraspeln bestreuen. Fertig!

Hummus

Zutaten für 1 Portion:
- 150 g Kichererbsen
- 1 Möhre
- 1 Paprikaschote
- 1 Stange Sellerie
- 1 Zwiebel
- 1 Knoblauchzehe
- ½ Gurke
- Tahini
- 1-2 EL Olivenöl
- Salz und Pfeffer

Zubereitung:
1. Am Vorabend die Kichererbsen kochen.
2. Die Kichererbsen am nächsten Tag zusammen mit Tahini, Olivenöl, Salz und Pfeffer in den Mixer geben und pürieren.
3. Anschließend die Zwiebel schälen, halbieren und fein würfeln. Den Knoblauch schälen und hacken. Beides ebenfalls in den Mixer geben und nochmals pürieren. Mit Salz und Pfeffer abschmecken.
4. Nun noch das Gemüse putzen und in Streifen schneiden. Zusammen mit dem Hummus anrichten.

Schokoladenspieße

Zutaten für 1 Portion:
- 1 Apfel
- 2 Bananen
- Kokosraspeln
- 200 g Dunkle Schokolade
- Holzspieße

Zubereitung:
1. Die Banane schälen und in Scheiben schneiden. Den Apfel schälen, entkernen und grob würfeln. Beides nacheinander auf die Stäbchen spießen.
2. Währenddessen die Schokolade über einem Wasserbad zum Schmelzen bringen und die Obstspieße darin mehrfach wenden. Zum Schluss noch mit den Kokosraspeln bestreuen.

Dattel-Balls

Zutaten für 1 Portion:
- 220 g Datteln
- 150 g Kakao
- 125 g Hummus
- 2 EL Rapsöl
- 2 kleine Stücke Ingwer
- Vanillezucker

Zubereitung:
1. Zuerst die Schokolade fein hacken oder in einem Mixer mahlen.
2. Anschließend die restlichen Zutaten ebenfalls in den Mixer geben und alles verrühren. Es entsteht ein Teig, aus dem jetzt kleine Kugeln geformt werden. Die Kugeln in eine Dose legen und bis zum Verzehr im Kühlschrank lagern.

Bacon-Omelette

Zutaten für 1 Portion:
- 3 Eier
- 50 g Bacon
- 35 g Radicchio
- 1 TL Olivenöl
- 5 g Petersilienblätter
- Pfeffer

Zubereitung:
1. Als erstes den Bacon in Streifen schneiden. Eine Pfanne erhitzen und den Bacon darin kross anbraten.
2. Im Anschluss die Eier in eine Schale schlagen und verquirlen.
3. Nun Radicchio und Petersilie putzen und kleinschneiden.
4. Nun in die Pfanne mit dem Bacon das Öl geben, die Hitze reduzieren und das Ei einlaufen lassen. Die Eiermasse stocken lassen und alles mit Pfeffer würzen. Mit Radicchio und Petersilie bestreuen.

Bean-Balls

Zutaten für 1 Portion:
- 1 Dose weiße Bohnen
- 6 Zwiebeln, in Scheiben
- 4 EL Rapsöl
- 3 Knoblauchzehen
- 2 Blätter Basilikum
- 1 Chilischote
- Zitronensaft
- Salz und Pfeffer

Zubereitung:
1. Ein ganz leicht herzustellender Snack. Einfach alle Zutaten, bis auf das Basilikum in einen Mixer geben und zu Brei verarbeiten. Aus diesem Brei kleine Kugeln formen und diese für 2 Minuten in der Mikrowelle erwärmen.
2. Die Bälle auf einem Teller anrichten und mit dem Basilikum garnieren.

Gefüllte Tomaten

Zutaten für 1 Portion:
- 3 Tomaten
- 100 g Zucchini
- 3 Stiele Minze
- 1 TL Weißweinessig
- ½ TL Sesam
- Salz und Pfeffer

Zubereitung:
1. Zunächst die Tomaten waschen und den Stiel herausschneiden. Mit einem kleinen Löffel das Fruchtfleisch vorsichtig herauslösen. Dieses durch ein Sieb passieren.
2. Anschließend die Zucchini waschen und in kleine Würfel schneiden.
3. Die Zucchinis zusammen mit den Tomaten und dem Essig vermischen und mit Salz und Pfeffer abschmecken.
4. Nun den Sesam in einer Pfanne anrösten und ebenfalls unter die Tomaten-Zucchini-Mischung mengen.
5. Danach noch die Minze zupfen, einige Blätter zur Seite legen und den Rest hacken und ebenfalls unter die Mischung geben.
6. Die Tomaten-Zucchini-Mischung in die Tomaten füllen und mit den Minzblättern garnieren.

Feigen-Riegel

Zutaten für 25 Portionen:
- 150 g Weizen-Vollkornmehl
- 100 g Walnusskerne
- 100 g Haselnüsse, gemahlen
- 100 g Cranberrys, getrocknet
- 100 g Vollrohrzucker
- 100 g Feigen, getrocknet
- 80 g Butter, weich
- 2 Eier
- 1 Orange
- 2 TL Weinstein-Backpulver
- 1 TL Kakaopulver
- ½ TL Kardamom
- 1 Prise Salz

Zubereitung:
1. Als erstes die Walnusskerne in den Mixer geben und mahlen. Die Feigen in Würfel schneiden. Die Orange gründlich waschen und die Schale dünn abschälen. Anschließend halbieren und den Saft auspressen.
2. Nun Butter, Zucker, Orangenzesten und Salz in eine Schüssel geben und mit den Knethaken verrühren. Die Eier hinzugeben und untermischen.
3. Mehl, Feigen, Backpulver, Feigen, Cranberrys, Kakao, Nüsse und Kardamom ebenfalls in die Schüssel geben und alles gut verkneten.
4. Ein Backblech mit Backpapier auslegen und den Teig darauf ausrollen.
5. Den Backofen auf 180° C vorheizen und den Teig für 30 Minuten backen.
6. Zum Schluss das Blech aus dem Ofen nehmen, den Teig mit Orangensaft tränken und für 5 Minuten ziehen lassen. Zum Schluss in Riegel schneiden und abkühlen lassen.

Erdnuss-Riegel

Zutaten für 25 Portionen:
- 150 g Haferflocken, kernig
- 100 g Erdnusskerne, ungesalzen
- 100 g Honig
- 50 g Haferflaks
- 50 g Rosinen
- 30 g Vollrohrzucker
- 30 g Butter
- ½ Orange

Zubereitung:
1. Zuerst den Saft aus der Orange pressen und die Erdnüsse hacken.
2. Anschließend Butter zusammen mit Honig und Zucker in einen Topf geben und erhitzen, bis der Zucker zu schmelzen beginnt. Dann 1 TL Orangensaft, Nüsse, Haferflocken und -Flakes hinzugeben und goldgelb anrösten.
3. Danach die Rosinen untermischen und die Masse auf ein mit Backpapier ausgelegtes Backblech geben. Alles gut verstreichen.
4. Das Backblech im Anschluss für 10-15 Minuten bei 150° C in den Ofen stellen.
5. Noch warm aus dem Teig Riegel schneiden und vor dem Verzehr auskühlen lassen.

Kiwi-Drink

Zutaten für 2 Portionen:
- 450 g Kiwi
- 350 g Granatapfel
- 4 Limetten
- Eiswürfel

Zubereitung:
1. Die Kiwis zunächst schälen und in Würfel schneiden. Die Limette waschen und halbieren. Jeweils eine Scheibe von einer Scheibe abschneiden und zur Seite legen. Die restlichen Limetten auspressen
2. Nun den Granatapfel halbieren und die Kerne herauslösen. Vorsicht, der Saft des Granatapfels färbt die Hände.
3. Im Anschluss die Kiwis zusammen mit dem Limettensaft in einen Mixer geben und pürieren. Eiswürfel hinzugeben und nochmals pürieren.
4. Den Drink auf zwei Gläser aufteilen, die Granatapfelkerne hinzugeben und mit den Limettenscheiben garnieren.

Himbeer-Ananas-Drink

Zutaten für 1 Portion:
- 150 ml Ananassaft
- 50 g Himbeeren, tiefgekühlt
- 75 ml Sojadrink
- Eiswürfel

Zubereitung:
1. Die Himbeeren, bis auf 3 zum Garnieren, zusammen mit Ananassaft, Sojadrink und Eiswürfeln in den Mixer geben und pürieren.
2. Den Saft in ein Glas füllen.

Mandarinen-Joghurt

Zutaten für 2 Portionen:
- 300 g Joghurt, fettarm, 1,5%
- 10 g Ingwer, frisch
- 2 Mandarinen
- 1 Stil Minze
- 2 TL Honig

Zubereitung:
1. Zuerst die Mandarinen schälen und filetieren. Den austretenden Saft dabei unbedingt auffangen.
2. Den Ingwer schälen und fein reiben. Die Minze putzen und die Blätter in Streifen schneiden.
3. Nun den Joghurt in eine Schüssel geben und Mandarinensaft, Ingwer, Honig und Mandarinenfilets untermengen.
4. Den Joghurt in Gläser verteilen und mit der Minze garniert servieren.

Süßer Rotkohl-Drink

Zutaten für 2 Portionen:
- 200 g Joghurt, 3,5%
- 350 ml Wasser
- 100 g Rotkohl
- 60 g Aroniabeeren
- 45 g Akazienhonig
- 2 Bananen
- 6 Feigen

Zubereitung:
1. Für diesen Drink zunächst den Rotkohl kleinschneiden und putzen. Die Feigen waschen und halbieren. Die Banane schälen und in Scheiben schneiden. Die Beeren waschen.
2. Alle Zutaten zusammen mit Joghurt und Wasser in einen Mixer geben und pürieren. Mit Honig abschmecken und durch ein Sieb passieren.

Nachspeisen

Himbeerjoghurt mit Nüssen

Zutaten für 1 Portion:
- 200 g Himbeeren
- 50 g Haselnüsse, gehackt
- 180 g Joghurt
- 45 g Schokolade
- 5 Minze-Blätter

Zubereitung:
1. Als erstes die Schokolade raspeln und zusammen mit Joghurt, Himbeeren und Haselnüssen vermischen. Mit den Minze-Blätter garnieren.

Orangenjoghurt

Zutaten für 1 Portion:
- 300 g griechischer Joghurt
- 1 Orange
- 1 Pampelmuse
- 1 EL Honig
- Saft einer Zitrone
- 4 Minze-Blätter

Zubereitung:
1. Zunächst den Joghurt in eine Schale geben und zusammen mit Honig und Zitronensaft vermischen.
2. Anschließend Orange und Pampelmuse schälen und im Mixer pürieren. Zum Joghurt geben und untermischen.
3. Zum Schluss den Joghurt mit den Minze-Blättern garnieren.

Obstquark mit Crunch

Zutaten für 1 Portion:
- 250 g Magerquark
- 150 g Himbeeren
- 2 Birnen
- 1 Banane
- 2 Feigen
- 2 Vollkornkekse

Zubereitung:
1. Als erstes den Quark in eine Schüssel geben. Die Banane schälen und in Scheiben schneiden. Die Birnen schälen, entkernen und würfeln. Zum Quark geben und untermengen.
2. Anschließend die Feigen kleinschneiden und zusammen mit den Himbeeren in einen Mixer geben. Pürieren und über den Quark geben.
3. Zum Schluss noch mit den Keksen garnieren und genießen.

Melonenquark

Zutaten für 1 Portion:
- 300 g griechischer Joghurt
- ½ Honigmelone
- 4 Walnüsse
- Saft einer Zitrone
- 1 EL Agavendicksaft
- ¼ Tasse Kokosmilch
- Vanillearoma

Zubereitung:
1. Zunächst den Joghurt zusammen mit Agavendicksaft, Kokosmilch, Zitronensaft und Vanillearoma in eine Schale geben und vermischen.
2. Anschließend die Melone schälen und das Fruchtfleisch würfeln. Die Walnüsse hacken.
3. Die Melone nun unter den Joghurt rühren und die gehackten Walnüsse darüberstreuen.

www.ingramcontent.com/pod-product-compliance
Lightning Source LLC
Chambersburg PA
CBHW081236080526
44587CB00022B/3958